NOTE

SUR QUELQUES MOYENS

DE

DÉLIGATION CHIRURGICALE

TRÈS-UTILES EN CAMPAGNE

ET QUAND ON EST PRIVÉ DES RESSOURCES DES HOPITAUX, SOIT CIVILS, SOIT MILITAIRES

PAR

M. TOURAINNE,

Médecin-major de première classe.

———

PARIS

LIBRAIRIE DE LA MÉDECINE, DE LA CHIRURGIE ET DE LA PHARMACIE MILITAIRES

VICTOR ROZIER, ÉDITEUR,

75, RUE DE VAUGIRARD, 75,

Près la rue de Rennes.

—

1875

NOTE

SUR QUELQUES MOYENS

DE

DÉLIGATION CHIRURGICALE

TRÈS-UTILES EN CAMPAGNE

ET QUAND ON EST PRIVÉ DES RESSOURCES DES HOPITAUX, SOIT CIVILS, SOIT MILITAIRES

PAR

M. TOURAINNE,

Médecin-major de première classe.

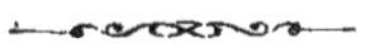

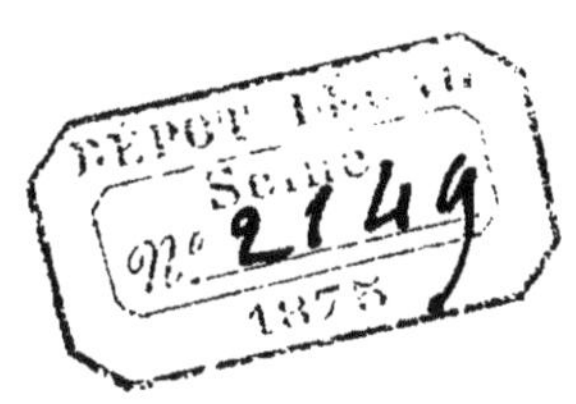

PARIS

LIBRAIRIE DE LA MÉDECINE, DE LA CHIRURGIE ET DE LA PHARMACIE MILITAIRES

VICTOR ROZIER, ÉDITEUR,

75, RUE DE VAUGIRARD, 75,

Près la rue de Rennes.

1875

Paris.—Imprimerie de J. DUMAINE, rue Christine, 2

DE DÉLIGATION CHIRURGICALE

TRÈS-UTILES EN CAMPAGNE [1]

Il arrive très-souvent au médecin militaire d'être seul, isolé avec une troupe en marche et d'être dénué de toutes ressources; s'il arrive des accidents, il doit chercher à y remédier en utilisant ce qu'il a sous la main.

Il n'entre pas dans mon plan de parler de tous les cas qui sont absolument abandonnés à son initiative individuelle sans autre ressource que son intelligence, mais de certains cas particuliers pour lesquels je crois avoir trouvé une solution prompte, facile et commode en me servant des objets que le médecin a toujours à sa disposition quand il est en campagne. Être utile au soldat et faciliter leur service à mes collègues isolés, tel est le but de cette note.

Je m'occuperai des luxations, spécialement de celle de l'épaule, du maintien des malades que la fièvre ou le délire rendent indociles, du moyen de faire un appareil qui permette de descendre sans danger dans un puits ou une excavation, enfin d'un appareil provisoire pour les fractures de la jambe et même de la cuisse.

[1] Je remercie publiquement M. Mosin, capitaine au 106e de ligne, qui a eu l'obligeance de dessiner les figures qui accompagnent ce travail.

Pour atteindre ces buts différents, je me sers de la grande ceinture du soldat (modèle zouaves, turcos, etc.), des cordes, des montants, des piquets de la petite tente, de la petite tente elle-même, de la demi-couverture, des courroies de sac ou des fontes, d'une corde à entraves.

Ces différents objets, utilisés comme je vais l'indiquer, m'ont rendu les plus grands services.

Toute la déligation, sauf pour les fractures, consiste dans la combinaison de certains nœuds.

Pour apprendre à faire ces nœuds, il est préférable de se servir d'abord d'une corde fine de 4 à 5 millimètres de diamètre, parce que si l'on commence par employer une ceinture, il est assez difficile de se rendre compte de ce que l'on fait et de suivre les différentes directions de l'étoffe dans les nombreux replis qu'elle doit former.

Donc la corde comme étude, la ceinture comme application.

Plusieurs des nœuds que j'emploie portent des noms qui indiquent leur origine; ils étaient connus, je n'ai fait que changer leur application ; pour les autres qui ne portent pas de noms, je crois les avoir inventés, et je leur ai imposé des noms en rapport avec leur destination.

Ceci posé, étant donnée une luxation, je prendrai comme type celle de l'épaule qui est la plus commune, il s'agit de la réduire. La colonne est en marche, le chirurgien n'a que le sac d'ambulance à sa disposition, il faut faire vite et bien; voici comment je procède : je commence par déshabiller l'homme en suivant les règles générales usitées en pareil cas.

Pendant ce temps, je me fais apporter une grande ceinture, deux petites cordes et un piquet de petite tente. Le blessé étant déshabillé, je le fais asseoir par terre au pied d'un arbre s'il y en a. Cet arbre me sert à fixer la contre-extension. S'il n'y a pas d'arbre, je fais faire la contre-extension par deux hommes assis par terre comme le blessé, et j'emploie un ou deux ceinturons, une sangle, dont le plein est placé au-dessous de l'aisselle malade. Les deux bouts sont tenus par les aides, qui font la contre-extension en ayant soin que ces bouts soient exactement réunis ensemble dans les mains desdits aides. Alors avec une ceinture, je fais à l'extrémité inférieure de l'humérus un nœud dit : *Nœud du pêcheur à la ligne, fig.* 1, 2 et 3 (Pl. I).

Ce nœud peut se faire de différentes façons ; mais voici la plus simple :

A l'une des extrémités d'une ceinture on forme un cercle, et dans ce cercle on passe deux fois le bout libre le plus court A (*fig.* 1). On a alors un cercle dont une moitié est simple et l'autre double, par suite des spirales enroulées sur un des côtés du cercle primitif. On rapproche l'un contre l'autre le point médian de ces deux 1/2 cercles ; il se forme alors un 8 de chiffre (*fig.* 2 *bis*), et en juxtaposant les 2 anneaux de ce 8, en les ramenant sur la ligne médiane, on obtient les *fig.* 2 et 3 qui constituent le nœud demandé, formé de deux anneaux en spirale.

On passe l'avant-bras dans les anneaux du côté opposé à B (*fig.* 2 et 3) ; arrivé au-dessus des condyles de l'extrémité inférieure de l'humérus, on fait tirer fortement la peau du côté de la racine du membre et on serre le nœud, d'abord en appliquant exactement les tours de spires en commençant par les inférieures, puis en tirant successivement sur les deux extrémités de la ceinture pour achever le nœud.

Il faut faire attention à ce que l'extrémité B soit la plus longue, que le demi-nœud qu'elle forme avec les spires soit placé au-dessus de celles-ci et à la partie postéro-externe de l'épicondyle. Alors, si ce nœud est bien fait et serré avec soin, on peut tirer à discrétion sur l'extrémité B, sans que le nœud blesse, serre ou glisse, quelle que soit la puissance de la traction.

En examinant les figures, on voit que l'on peut faire ce nœud de différentes manières :

1° On prend une corde, on la saisit près d'une de ses extrémités et l'on a ainsi 2 bouts inégaux ; on place le bout court sur le côté externe du bras ; on enroule ensuite, de haut en bas, le long bout autour du membre, mais sans serrer ; après deux tours de spires juxtaposés et complets, on ramène le long bout de bas en haut, au-dessus et en avant des spires, on le passe de haut en bas entre le bras et les spires ; on serre fortement en tirant sur les deux bouts, en ayant soin que les tours de spires ne soient pas dérangés et restent maintenus dans leur position primitive (*fig.* 3). Le nœud serré, les deux bouts doivent être placés dans la direction de l'axe du bras.

2° On peut encore faire le même nœud, en se servant du bout le plus court. Pour cela on fait avec la corde une anse à bouts inégaux. On place cette anse sur le côté externe du, bras suivant l'axe de l'humérus, la concavité regardant en bas. On saisit le bout court et on le ramène en haut sur le long bout, on forme ainsi un anneau latéral que l'on fixe avec le pouce de la main gauche, puis, changeant de direction, on fait toujours avec le bout court deux tours de spires horizontaux allant de bas en haut sur la partie inférieure du bras, passant chaque fois sur le long bout et dans l'intérieur de l'anneau latéral. Les spires étant serrées convenablement et exactement maintenues en place, on tire sur le long bout et on obtient le même résultat que dans les deux cas précédents. Ces deux méthodes, quoique exigeant une description plus courte, sont moins rapides comme exécution; c'est pourquoi je préfère la première, bien qu'elle demande peut-être plus de surveillance dans son exécution. Dans tous les cas, de quelque manière que l'on opère, quand le nœud est terminé, il faut faire attention que l'anse formée par le long bout passe en croisant perpendiculairement sur les tours de spires et que l'extrémité libre de ce long bout soit parallèle à l'axe du membre ; c'est une garantie de solidité qui prévient le glissement, et, si le nœud est mal serré, il reste un ovale assez fixe pour réduire une luxation ordinaire.

En faisant le nœud, il faut éviter d'imprimer au membre tout mouvement inutile, car le mouvement provoque de la douleur et la douleur détermine un état de contraction spasmodique des muscles, surcroît de difficulté à vaincre pour opérer la réduction.

Tout étant disposé pour la contre-extension, comme il a

été dit plus haut, le chirurgien se place debout en arrière
du blessé ; il soulève le bras lentement sans secousses et l'a-
mène dans la position horizontale perpendiculairement à
l'axe du corps ; alors il confie à deux hommes l'extrémité de
la ceinture ; il leur ordonne de *peser* sur cette ceinture et
leur défend de tirer.

Ils doivent seulement incliner le corps dans la direction
de la traction. Il doit veiller à ce qu'il n'y ait pas d'à-coup,
mais une pesée continue, lente, sans secousses. Pendant ce
temps le chirurgien surveille la marche de la tumeur formée
par la tête de l'humérus, maintient ou fait basculer le sca-
pulum, etc., dirige tout suivant les règles établies pour les
diverses luxations afin de ramener à leur position normale
les os déplacés. Quand il le juge convenable, le chirurgien
commande : halte ; les aides alors doivent lâcher brusque-
ment, et le chirurgien doit compléter la réduction. Le plus
souvent c'est de ce dernier mouvement régulièrement exé-
cuté que dépend toute la réussite de l'opération. Mais quand
les soldats tirent sur un membre, il n'est pas facile de leur
faire lâcher prise subitement, et plusieurs fois j'ai été très-
inquiet sur le résultat de l'opération, parce que les aides
n'obéissaient pas assez rapidement au commandement.

Comme en campagne et surtout en marche, il n'est pas
facile de choisir ses aides, j'ai cherché un moyen de les
avoir entièrement à ma disposition. J'ai pensé aux déclics,
que je connaissais. Mais ce sont des instruments très-com-
pliqués, qui ne se trouvent pas parmi les instruments de
campagne. J'ai cherché les moyens de faire un déclic avec

les objets que l'on a toujours sous la main. J'ai confectionné l'appareil suivant, qui se recommande par la simplicité, la rapidité de sa confection et met complétement les aides à la discrétion du chirurgien.

Déclic de campagne. — Cet appareil se compose de deux anneaux fixes, placés chacun à l'extrémité de deux cordes de petite tente. Chaque anneau peut se fabriquer de différentes manières ; le tout consiste à ce qu'il soit fixe, c'est-à-dire non coulant. S'il y a un nœud à l'extrémité de la corde, ce qui est fréquent, je le fabrique de la manière suivante : à l'extrémité de la corde, je fais un ovale, en commençant comme l'indique la fig. 10. Je tire dans l'ovale formé la partie A E qui doit porter le nœud et qui est la plus courte de la corde, assez longue cependant pour former un anneau d'une grandeur convenable ; 14 à 16 cent. suffisent pour une corde de petite tente. En tirant sur A E, je serre en même temps l'ovale, qui se ferme et vient s'appliquer sur la corde ; la partie A E glisse dans l'ovale serré jusqu'à ce qu'elle soit arrêtée par le nœud de l'extrémité de la corde.

S'il n'y a pas de nœud au bout de la corde, je commence comme précédemment, je tire la partie A E (*fig.* 10) d'une certaine quantité C (*fig.* 4), je serre l'ovale, exactement ce qui me donne le nœud A (*fig.* 4). Avec le court bout E je fais un nœud B, autour de D long bout. En tirant sur D et sur l'anneau C, les deux nœuds A et B se serrent l'un contre l'autre et l'on obtient C anneau fixe comme le précédent. Pour la clarté de la figure, les nœuds n'ont pas été serrés.

On fait de même un anneau au bout de l'autre corde.

1.

Ensuite (*fig.* 5) on passe l'anneau B dans A et à travers les deux côtés de B, on tire les deux côtés de A. On obtient ainsi un 3ᵉ anneau formé des 4 côtés de A et de B. Dans cet anneau on passe un petit piquet· de tente, ou une cheville quelconque ; alors on peut tirer jusqu'à rupture sur les deux cordes ainsi réunies, rien ne se dérange ; mais que l'on enlève subitement le piquet C, immédiatement les deux cordes se séparent, la désunion est instantanée, comme avec le meilleur déclic ; car quelle que soit la force de la traction, le piquet s'enlève avec la plus grande facilité.

Le déclic trouvé, voici comment je l'emploie : je fixe à la ceinture qui sert à l'extension une des cordes à l'aide du nœud dit *de tisserand* ou *de filet* (fig. 6). (J'expliquerai plus loin la manière dont on peut faire ce nœud.) A l'extrémité de l'autre corde, j'attache, par un nœud fixe, un manche d'outil, une branche d'arbre, un corps quelconque qui donne un point d'appui aux mains des deux aides qui opèrent l'extension, comme il a été dit ci-dessus. Mais le déclic étant formé, un 3ᵉ aide a la main sur le piquet de tente ; au commandement de : halte ! il tire vivement le piquet, les 2 cordes se désunissent avec la rapidité d'une détente et le chirurgien, sans entraves, peut achever la réduction. Avec ce système, j'ai réduit, avec la plus grande facilité et en très-peu de temps, toutes les luxations de l'épaule que j'ai rencontrées. Je n'ai jamais eu besoin de recourir aux anesthésiques, qui m'ont toujours paru inutiles, quand on suit exactement les indications que j'ai posées pour opérer la contre-extension.

Je n'ai pas eu l'occasion de l'appliquer aux luxations de la cuisse. Je pense que dans ce cas, il pourrait rendre de grands services par sa solidité et sa simplicité.

Le nœud du pêcheur à la ligne pourrait encore être utile dans les luxations du pouce. Mais alors il faudrait se servir d'une petite corde de fente très-solide et avoir soin d'entourer la 1re phalange avec un morceau de cuir de guêtre ou de sous-pied assez souple pour se mouler sur la phalange, assez épais pour empêcher la contusion de la peau. On remplace ainsi la pince à phalanges que l'on ne possède jamais.

En résumé, avec le système que je viens de décrire, je supprime les bandes, les draps, etc., tout l'attirail ordinairement employé pour la réduction des luxations; je le remplace par un ceinturon ou une sangle, une grande ceinture, deux petites cordes, un piquet de petite tente. C'est de la plus grande simplicité, et il n'y a jamais d'accidents.

Nœud de filet ou *de tisserand*. — Je ne fais pas ce nœud à la manière des ouvriers ; cependant le résultat est le même. Voici comme je procède : avec une corde, je forme une anse CDF, fig. 6 ; dans cette anse, je passe l'extrémité B, court bout d'une autre corde, puis avec ce même bout B, je fais un tour complet autour de l'anse CDF, puis je le passe entre cette anse et le commencement du tour HH ; enfin tirant d'une part sur l'anse CDF, et de l'autre alternativement sur les extrémités A et B, je serre et j'obtiens un nœud qui reste fixe n'importe dans quel sens on opère la traction.

Si l'on voulait joindre l'une à l'autre une ceinture et une corde, et si la ceinture était trop grosse par rapport à la corde, on donnerait plus de solidité au nœud en faisant avec le bout B, deux tours de spire qui, entourant l'anse de la ceinture que je suppose être CDF, passent en dessous de H et se dirigent vers D. Ces tours faits, on serre comme il a été dit plus haut. Ce nœud est très-solide, se fait rapidement, et, une fois terminé, quoique fait par un autre procédé, il donne le même résultat que le nœud de tisserand ou de filet. Il est très-utile pour mettre deux liens bout à bout ; et quand même les grosseurs de ces liens seraient différentes, si ce nœud est fait avec soin, comme je l'ai dit, il ne glisse pas et maintient avec la plus grande fixité les deux extrémités réunies.

Remplacement de la camisole de force. — Il arrive quelquefois, dans une marche ou une colonne, qu'un fiévreux ou un blessé en délire ne puisse pas tenir en place, soit qu'on le mette dans une voiture, soit qu'on le couche sur une litière. Il est très-embarrassant, surtout sur une litière, et il arrive presque toujours que le médecin ou le chirurgien ne possède aucun moyen de le maintenir, soit camisole de force ou autres moyens de contention. Les infirmiers, dans ce cas, ne sont d'aucune utilité. Pour me tirer d'embarras, j'ai eu recours au mode de déligation représenté (*fig.* 7). Je me sers d'une ceinture de zouave ou de turco. Le dessin représente une corde afin de rendre la démonstration plus claire, car il est difficile de suivre les contours de la ceinture. Je décris donc les moyens de maintenir un malade avec une corde, et quand on aura bien compris cette description, il sera très-facile de se servir de la ceinture.

Je prends donc une corde de 3 à 4 mètres de long, j'en forme une anse en ayant soin d'avoir un bout la moitié plus long que l'autre. Le malade étant assis ou couché, je passe dans l'anse le bras gauche, je suppose, je ramène les 2 chefs au-devant de la poitrine, puis l'un au-dessus du moignon de l'épaule droite, l'autre au-dessous de l'aisselle; je fais une anse avec le long bout et un nœud de tisserand avec le court que j'abandonne; puis, reprenant le long bout, je le glisse en arrière des épaules dans la direction de l'aisselle gauche et, avec l'anse qui s'y trouve déjà placée, je fais un second nœud de tisserand en ayant soin d'appliquer exactement sur la poitrine les liens qui l'entourent, mais sans la comprimer en aucune façon.

Chez les individus qui ont le cou court, enfoncé dans les épaules, il est utile d'entre-croiser en 8 de chiffre les tours qui passent en avant de la poitrine afin d'empêcher qu'ils ne compriment la base du cou.

Tout étant disposé comme je viens de le dire, je fixe chacun des bouts aux côtés de la litière ou aux traverses de la voiture. Alors le malade peut bien faire quelques mouvements latéraux de rotation peu étendus, mais il ne peut n se lever de son lit, ni descendre vers les pieds, ni remonter vers la tête et avec la ceinture, quelque désordonnés que soient ses mouvements, il ne se blesse jamais; car le cercle qui entoure la poitrine est inextensible, il ne peut donc la comprimer ; double en avant, il embrasse le moignon de chaque épaule, il ne peut pas tourner et il maintient toujours le malade dans la position horizontale. Il arrive presque toujours qu'après avoir entouré le corps, la ceinture n'est plus assez longue pour être fixée aux côtés de la voiture ou de la litière ; alors j'en allonge les bouts comme il a été dit à l'article déclic.

Souvent, il ne suffit pas d'immobiliser le tronc, il faut aussi fixer les bras et les jambes.

On y parvient facilement à l'aide du nœud du gendarme et du nœud arabe.

Nœud du gendarme. — Pour faire ce nœud, on prend une corde par le milieu et on y forme (*fig.* 8) deux boucles disposées de telle façon que le chef B soit en avant, et le chef A en arrière de la partie C qui leur est commune. Ensuite, sans déranger C, on place l'anse A sur B de manière que les anses se croisent (*fig.* 8 *bis*) ; alors à travers l'anse A on saisit B de la main droite en avant. En arrière de l'anse B et dans cette anse on saisit A de la main gauche ; en tirant à droite et à gauche, on obtient A B C D qui est le nœud demandé, *fig.* 9.

Pour se servir de ce nœud, on saisit à pleines mains les anses A et B avec les bouts C et D, en tenant dans la même main l'anse et le bout opposé, on tire dessus en sens inverse pour serrer l'entrecroisement médian ; on agrandit ensuite les anses par un simple mouvement de traction, on y passe soit les pieds, soit les mains, et à l'aide des chefs C et D on serre le nœud d'une façon convenable. Avec ces mêmes chefs, on fait, sur l'entrecroisement médian, un nœud simple et on termine en fixant les extrémités de la corde sur les traverses latérales de la litière ou de la voiture.

Ce nœud se fait très-rapidement, reste complétement fixe, ne se serre ni se relâche jamais, et il se dénoue avec la plus grande facilité quand le chirurgien le juge convenable. Mais il ne peut servir que quand on veut attacher les deux membres; pour un seul, il est inutile. Alors j'emploie le nœud arabe, qui se prête à toutes les circonstances.

Nœud arabe. — Ce nœud est employé en Afrique surtout par les cavaliers du désert pour entraver leurs chevaux. Pour faire ce nœud, on commence par plier une corde à n'importe quelle distance comme si on voulait faire un nœud simple, mais on n'achève pas ce nœud (*fig.* 10) et au lieu de faire passer dans l'anse l'extrémité A E pour compléter le nœud, on attire légèrement à soi la partie A et, passant la main entre A et C, on saisit la partie B que l'on amène en avant ; puis, tirant sur cette partie et ensuite alternative-ment sur D et E, on obtient la *fig.* 11 qui est le nœud demandé. Sur la même corde, on peut faire une série de nœuds de toutes les dimensions, et à toutes les distances, jusqu'à épuisement de la corde. Quand elle est tendue, tous les nœuds sont perpendiculaires à sa direction rectiligne. Quand les deux bouts de la corde sont arrêtés soit à des pi-quets, soit à des traverses, tous les nœuds restent fixes, invariables, tels qu'on les a faits. Quand j'emploie ce nœud, je remplace la corde, qui pourrait blesser, par une ceinture qui n'a pas cet inconvénient. J'attache, soit une main , soit un pied, ensemble ou séparément aux distances jugées convenables dans l'intérêt du malade ou du blessé.

Nœud de sauvetage. — Il est quelquefois nécessaire de faire descendre un homme dans un puits ou une fosse quelconque. Malgré toutes les précautions que l'on doit prendre pour s'assurer que la fosse ne contient aucun gaz délétère, je ne pense pas qu'il soit prudent de laisser opérer cette descente à qui que ce soit, à cheval, comme je l'ai vu plusieurs fois, sur un bâton ou même sur un seau, placés à l'extrémité d'une corde à puits, sans autre moyen de soutien que les mains qui embrassent la corde. Que par suite de constatations mal faites, ou de manœuvres entreprises pour des recherches, des gaz délétères existent déjà ou se développent dans le fond du puits ou de la fosse, l'homme tombe asphyxié, et souvent il est déjà mort avant qu'on ait pu le retirer, trop heureux si son sauvetage n'entraîne pas la mort de ceux qui se dévouent pour le secourir.

Ayant entendu parler d'accidents graves survenus dans ces conditions, j'ai recherché comment on pourrait trouver un appareil de sauvetage sûr et en même temps toujours facile à trouver parmi les objets qu'une colonne en marche emporte habituellement avec elle. J'ai eu recours à une corde à entraves dont on se sert pour les chevaux et les mulets. Je fais enlever les entraves et je procède de la manière suivante :

L'homme qui doit descendre se tient debout devant moi
les jambes un peu écartées et me tourne le dos; avec la
main gauche, je place sur son épaule gauche l'extrémité de
la corde de manière que cette extrémité tombe en avant et
dépasse de 10 cent. le bord antérieur et inférieur de l'aisselle; avec la main droite, je ramène le long bout de la
corde d'avant en arrière sur l'omoplate, puis sous l'aisselle,
et revenant sur l'épaule en arrière, je forme autour de l'é-
paule gauche une anse que je saisis de la main gauche près
du milieu du bord interne de l'omoplate; en continuant
avec le long chef, je le conduis en diagonale au-dessus et
en avant de la hanche droite, de là au-dessous de la cuisse
d'avant en arrière, puis je remonte au bord interne de l'o-
moplate gauche, sur le milieu de la colonne vertébrale;
je saisis encore de la main gauche la nouvelle anse formée,
et continuant, je dirige la corde en avant de la hanche
gauche, puis en passant au-dessous de la cuisse d'avant en
arrière je la ramène au niveau des anses déjà formées; j'embrasse cette nouvelle anse avec la main gauche; puis passant
sur l'épaule droite d'arrière en avant, et au-dessous de
l'aisselle d'avant en arrière, je ramène le bout avec les anses
placées entre les deux épaules, j'obtiens ainsi quatre anneaux qui embrassent les cuisses et les épaules, puis un
entrecroisement situé sur le milieu de la colonne vertébrale.
Je rassemble les différents cordons qui forment cet entrecroisement, j'en fais pour ainsi dire une seule anse et avec
cette anse et le long bout de la corde je fais un nœud de filet
ou de tisserand (fig. 12).

Comme le nœud est gros, il faut avoir soin de le faire de telle façon que le long bout passe dans l'anse, formée par la réunion des cordes, d'arrière en avant, parce qu'alors la traction, devant se faire dans la verticale, éloigne le nœud de la région vertébrale et empêche des pressions douloureuses.

Avant de terminer le nœud, il faut faire attention à ce que les anneaux soient aussi serrés que possible ; que les inférieurs soient appliqués dans le pli de la fesse de chaque côté ; les supérieurs en avant et en dedans du sillon deltoïdien.

Les choses étant ainsi disposées, le soldat s'assied par terre et fait le mort. A l'aide de la corde, on le soulève complétement et l'on juge alors si le tout est bien disposé, si le nœud est bien fixé et ne glisse pas. C'est un point indispensable qu'on ne saurait négliger sans commettre la plus grande imprudence.

La vérification ayant démontré que tout est bien disposé, régulièrement fait, on s'assure que la corde est assez longue. On fait approcher le soldat de la fosse ou du puits, on y jette la corde, on en vérifie la longueur et on en ajoute d'autres, jusqu'à ce qu'il en reste au moins 2 mètres en dehors. Cinq hommes au moins doivent être prêts et instruits à tirer sur la corde. Alors seulement on fait descendre l'individu, lentement sans secousses ; il doit toujours parler ou chanter suivant son bon plaisir et répondre *sans délai* à toutes les questions qu'on lui adresse. Il faut, avant la descente, lui faire connaître toute l'importance de cette manœuvre de la parole ; car il arrive souvent que quand on descend dans un puits ou dans une fosse, les moyens d'investigation ont fait croire qu'ils ne contiennent que des gaz respirables; mais que l'on vienne à remuer la terre ou l'eau pour une recherche quelconque, des gaz délétères se dégagent en abondance, et si l'individu ne parle pas ou ne chante pas constamment, on s'aperçoit souvent trop tard qu'il est asphyxié depuis quelque temps. Aussi, dès que l'individu se tait ou ne répond pas à la première question, il faut s'empresser de le remonter, de le hisser rapidement, de lui donner tous les soins que réclame son état. Souvent l'air pur et frais le ramène instantanément à la vie; mais on ne peut jamais s'entourer de trop de précautions.

Quand on n'a pas de machines, même une poulie, il faut, pour hisser l'homme descendu dans le puits, que les soldats chargés de ce soin déploient une très-grande force.

Il est cependant quelquefois assez facile de faire un treuil. Pour cela on se sert d'une roue de rechange et d'une grande barre à mine qui sert d'axe ou d'essieu. On fait deux tours de corde autour du moyeu de la roue; un homme tient l'extrémité libre de la corde, les rais servent de leviers. On place cet appareil sur l'orifice du puits. Au fur et à mesure que le treuil marche et déroule la corde, un soldat tire toujours sur l'extrémité de cette corde et la maintient en place. Cette manœuvre s'exécute comme dans la marine, quand on vire au cabestan.

Ce treuil improvisé peut être très-utile. Mais malgré toutes les précautions que l'on a pu prendre, il est toujours prudent d'avoir près de soi un homme et des cordes de rechange pour parer à tous les accidents qui pourraient survenir et que l'on doit toujours redouter.

Appareil pour les fractures de la jambe ou de la cuisse. — Avec les objets que porte le soldat, il est très-facile de fabriquer rapidement un appareil à fractures très-simple et très-solide.

Je suppose une fracture de jambe qui est le cas le plus commun. Le blessé est couché par terre. Je prends sa demi-couverture et les montants brisés de sa tente. Me plaçant du côté du membre sain qui me sert de mesure, j'étends par terre la demi-couverture, je la double dans le sens de sa plus grande longueur de manière qu'elle dépasse de 15 centimètres environ l'extrémité inférieure de la jambe ; mesure comptée à partir du niveau inférieur de la rotule. Je place les bâtons de tente sur les côtés de la demi-couverture à 15 cent. au-dessus de son niveau inférieur. J'enroule ensuite chaque bâton dans son côté correspondant, je serre le plus possible, et les deux enroulements doivent se réunir juste au milieu de la demi-couverture ; si la partie supérieure des bâtons est trop longue, elle prend une position quelconque qui est complétement indifférente.

Pendant que je prépare l'appareil, d'après mes indications et sous ma surveillance, la jambe fracturée et le pied sont débarrassés de tout ce qui les entoure, si je juge toutefois qu'un aide puisse faire cette opération. La réduction et la coaptation sont faites avec le plus grand soin. Alors je soulève le membre, tandis qu'un aide, l'appareil ayant été retourné sens dessus dessous, c'est-à-dire de manière que le plein longitudinal de la couverture qui était à terre, devienne supérieur et regarde la face postérieure du membre, l'aide, dis-je, glisse l'appareil sous le membre de telle façon que sa ligne médiane longitudinale corresponde à l'axe du membre et que le talon vienne tomber à 15 cent. plus haut que l'extrémité inférieure de la couverture. Le membre est placé par le chirurgien, qui ne l'abandonne pas ; les bords latéraux de la couverture sont déroulés jusqu'à ce qu'ils correspondent au tiers antérieur des malléoles et des tubérosités interne et externe du genou ; ces bords sont confiés à des aides qui les maintiennent en place pour assurer l'immobilité du membre, et le chirurgien avec la corde de la petite tente qui a été passée sous le membre en même temps que la couverture, fait un double nœud E (*fig.* 14) au milieu de cette corde placée à la partie moyenne de la jambe, et comme il reste deux bouts de corde assez longs, il fait avec chaque bout 1° un nœud supérieur à la partie inférieure du creux poplité, et 2° un 2me nœud au-dessus des malléoles (*fig.* 13 et 14).

J'ai dit que l'appareil devait être retourné, parce que la couverture, présentant son plein, se moule mieux sur les parties.

Les petites courroies de certains sacs d'infanterie, les courroies des fontes de la cavalerie, peuvent remplacer avantageusement les cordes des petites tentes, et il ne faut pas craindre qu'elles soient égarées, car appartenant au soldat, il aura toujours soin de les ramasser pour n'être pas forcé de les payer plus tard.

Restent les 15 cent. de couverture qui dépassent l'extrémité inférieure de la jambe ; on les ramène sur les côtés et sous la plante du pied qu'ils encadrent et immobilisent ; on les lie circulairement avec une petite corde, si l'on en trouve, ou bien on les coud ensemble avec le fil que le soldat emporte toujours avec lui.

Avec les objets que porte le soldat, on obtient donc un appareil très-économique, très-solide, que l'on trouve partout et qui remplace avantageusement les appareils ordinaires qui font le plus souvent défaut.

On peut employer le même appareil pour les fractures de cuisse. Mais alors il faut se servir de deux bâtons articulés pour chaque côté et enrouler la demi-couverture avec la petite tente pour avoir un volume suffisant ; on a aussi besoin de deux cordes de tentes, d'une ou de plusieurs courroies que l'on place à des distances et à des positions différentes suivant la nature et le siége de la fracture. La sagacité, l'esprit inventif du chirurgien doivent lui indiquer ce qu'il convient de faire dans tous les cas qui se présentent à son examen. Il peut compter sur cet appareil pour les fractures de cuisse, car quoique fait avec des bâtons brisés, il est cependant très-solide.

Carton modelé, durci et imperméable. — Ayant vu fabriquer et ayant fabriqué moi-même des cuvettes en carton pour la photographie, j'ai été étonné de leur solidité, et j'ai essayé de confectionner, d'après le même procédé, un bandage en carton pour le bras et l'avant-bras. Ce bandage de-

vait servir à un blessé qui avait eu l'articulation du coude
fracturée par un coup de feu. Le résultat m'a paru assez
satisfaisant pour en faire la description.

On prend du carton blanc du commerce, le plus fort est le
meilleur; on le mouille et on le moule sur un membre de
dimensions un peu plus fortes que le membre sur lequel il
doit être appliqué. On le laisse sécher et on colle successivement deux couches de bandelettes en papier sur toutes
les fentes qui doivent avoir été coupées en biseau, et que
l'on a été obligé de faire pour faciliter le modelage. On laisse
sécher de nouveau en ayant soin que le moule ne se déforme
pas. Quand ce moule est bien sec, on fait avec de l'alcool
ordinaire une solution de gomme laque en écailles saturée
à chaud; on entretient la chaleur avec un bain-marie et
avec un pinceau à vernir, on met une couche de cette solution sur tout le moule, spécialement sur les bords et toutes
les parties qui ont été coupées. Quand cette première couche
est sèche, on en met une seconde en prenant les mêmes
précautions.

A chaque application, il est indispensable de promener
le pinceau dans le sens longitudinal et dans le sens vertical,
afin que, les coups de pinceau se croisant perpendiculairement, il n'y ait pas un seul point qui ne soit parfaitement
recouvert de deux couches de vernis. Quand ce vernis est
bien sec, le carton devient plus résistant et complétement
imperméable. Il peut se laver comme la gutta-percha, et il
n'est attaquable par aucun acide.

Si l'on avait besoin de fenêtres dans le carton, il faudrait

les faire avant de vernir et avoir soin que la solution soit
bien appliquée sur les incisions : autrement l'intérieur du
carton n'étant pas protégé, les liquides pourraient s'y infil-
trer et le ramollir.

Je fixe aussi, après avoir verni, des lacs sur le carton en
me servant de la méthode des relieurs pour attacher les car-
tons des livres ; trois trous faits à l'emporte-pièce et vernis
suffisent pour assurer la solidité de chaque lac.

On trouve de la solution de gomme-laque toute faite chez
la plupart des ébénistes. C'est cette solution qu'ils emploient
pour lustrer et vernir leurs meubles.

Filet contre les mouches. — Il y avait longtemps que
j'avais lu dans le Manuel de Roret : *Du pêcheur à la ligne,*
qu'un filet, dont les mailles ont 15 millimètres de côté, met
complétement à l'abri des attaques de la mouche commune.
Mais comme les pêcheurs à la ligne passent pour aimer à
rire et à se moquer des profanes, je pris cette indication
comme une facétie d'un de leurs professeurs. Cependant,
vers l'été de 1860, j'étais à Sétif ; le sirocco soufflait, le
temps était orageux, la chaleur accablante ; j'étais étendu
sur mon lit, bien désireux de faire ma sieste, mais impos-
sible, j'étais dévoré par la mouche commune qui ne me
laissait pas un instant de repos. Je pensai à l'histoire du
filet qui m'avait beaucoup frappé dans le temps et que j'avais
prise pour une méchante plaisanterie. Par hasard, je pos-
sédais un petit filet blanc à mailles d'un centimètre de côté ;

je le pris en souriant et je m'en couvris la figure et les mains. Quel ne fut pas mon étonnement de voir toutes les mouches courir de mailles en mailles sans même attaquer le bout de mon nez qui faisait une saillie en dehors ; de voir que, si une d'entre elles tombait dans le filet, elle tourbillonnait comme une folle, en manifestant la plus grande inquiétude jusqu'à ce qu'elle se fût échappée du filet ! Complétement à l'abri des attaques des.mouches, je pus m'endormir tranquille. Depuis, j'ai remarqué que les perruquiers arabes, ceux de Constantine surtout, ferment la porte de leur boutique avec un filet à larges mailles qui leur sert de portière. Malgré l'eau de savon qui attire fortement les mouches, ils en avaient très-peu dans leur établissement. Je ne puis attribuer leur rareté qu'à la portière en filet qui les arrête au passage. Plusieurs fois depuis, je me suis servi du filet pour garantir des mouches les individus atteints d'affections typhoïdes, j'en ai retiré les meilleurs résultats ; car chez ces individus, la gaze est insupportable, c'est un plomb sur la poitrine ; avec le filet, le malade respire à son aise. Si l'on charge quelqu'un de chasser les mouches, il fait bien son service quand il croit être surveillé, mais s'il est sans crainte, il abandonne à son malheureux sort le malade, qui souvent est incapable de se plaindre et de réclamer.

Dans tous les cas où il faut préserver le malade des mouches, je ne saurais trop recommander l'usage du filet qui est à très-bon marché depuis qu'on le fabrique à la mécanique. On peut le laver, et plus il est blanc meilleur il est.

Malheureusement il est inutile contre les moustiques.

Manière de retirer du doigt une bague ou un anneau. —
L'usage de porter des bagues est très-répandu dans le monde
entier. Il arrive souvent que quand on a une maladie de la
main ou des doigts, l'anneau par sa constriction aggrave
cette maladie. Si l'on n'a pas soin de l'ôter dès le début, souvent il est à lui seul cause de toute la maladie ; si on peut
l'enlever, la guérison est immédiate. On a conseillé de le
limer, de le couper avec une pince. Ce n'est pas une opération toujours facile, car l'anneau est quelquefois recouvert par le gonflement, et on n'a presque jamais à sa disposition des instruments spéciaux. Les malades attendent
toujours à l'extrême limite, surtout quand il s'agit d'une
alliance, l'anneau auquel on tient le plus et qui est le plus
difficile à raccommoder. J'ai rencontré dans ma carrière
différents cas d'anneaux arrêtés par un gonflement des
doigts, gonflement très-douloureux, souvent très-considé-
rable, et n'ayant pas d'instruments spéciaux, j'aurais été
très-embarrassé si je ne m'étais rappelé un jeu de mon en-
fance qui consistait à se placer au doigt un petit anneau de
rideaux aussi serré que possible. L'adversaire devait le retirer, et d'un seul coup le faire sauter dans sa main, autre
ment il avait perdu. C'est à peu près le procédé employé dans
ce jeu dont je me suis servi plusieurs fois et toujours avec
succès. Voici en quoi il consiste : Je suppose le cas le plus
simple et en même temps le plus commun : une alliance
est retenue au doigt par un gonflement énorme et il faut
ôter cette alliance. Pour arriver à ce but, je prends un petit

ruban de fil ou un lacet de soie, de bottine ou de corset ; la soie est préférable parce qu'elle glisse plus facilement. En commençant sur l'ongle, je fais un bandage en spirales aussi serré que la douleur le permet et de manière que les spires se recouvrent à moitié ; je continue le bandage jusqu'auprès de l'anneau où je fais deux circulaires ; si par le premier bandage le doigt n'est pas assez dégonflé, je l'enlève avec la plus grande rapidité et je le réapplique immédiatement une seconde fois, même une troisième si cela me paraît utile. Le doigt est bien dégonflé, et les spires sont faites au plus près de l'anneau ; alors au-dessous de celui-ci, on passe de haut en bas, c'est-à-dire de la racine du doigt vers l'ongle, une anse formée par une soie de sanglier, ce qui vaut le mieux quand on peut s'en procurer, ou par un crin de cheval ou même par un fil simple, et dans cette anse on engage l'extrémité du lacet, on retire le tout au delà de l'anneau, on rabat ensuite sur le doigt le bout du lacet et en tirant dessus parallèlement à l'axe du doigt, on voit les spires qui se déroulent, et l'anneau entraîné suivre ce déroulement avec une facilité vraiment surprenante quand il s'agit d'alliances ou d'anneaux semblables.

Pour les bagues à chaton et surtout à chaton guilloché, quand le lacet arrive sur ce chaton, il faut avoir soin de tirer fortement sur le lacet, de le passer ensuite au-dessous du chaton et de soutenir le diamètre opposé de la bague de manière qu'elle reste perpendiculaire à l'axe du doigt et ne prenne pas une position oblique. Avec cette simple précaution, on réussit toujours avec ce procédé, qui est des plus faciles et qui mérite la plus grande attention dans la pratique.

Quand le doigt n'est pas trop gonflé, on peut se servir d'une petite ficelle si on n'a pas de lacets. Dans tous les cas, il est toujours facile de faire avec du fil de soie, de laine, de fil ou de coton une petite tresse en quatre qui remplit toutes les indications.

Traitement du sycosis. — Le sycosis est une affection assez commune chez les soldats, assez difficile à guérir avec les moyens généralement employés. Voici le traitement que je fais suivre et qui m'a constamment réussi en très-peu de jours. Matin et soir, pendant deux jours, je fais frotter les boutons avec gros comme un haricot d'onguent mercuriel simple. La friction est faite avec le doigt et doit durer jusqu'à ce que la *pommade ait complétement disparu ;* je recouvre ensuite toute la surface frictionnée avec un morceau de ouate. Le troisième et le quatrième jour, je fais appliquer, matin et soir, avec un pinceau, de la teinture d'iode pure sur la friction mercurielle, *mais sans rien nettoyer.* On n'a plus qu'à attendre la disparition de la teinture d'iode, et la guérison est complète.

Imprimérie de J. Dumaine, rue Christine, 2.

Fig. 1.

F. 2.

Fig. 2 bis

F. 3.

Victor Rozier Edr rue de Vaugirard, 75.
IMP. CAILLET, RUE JACOB, 45.

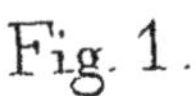

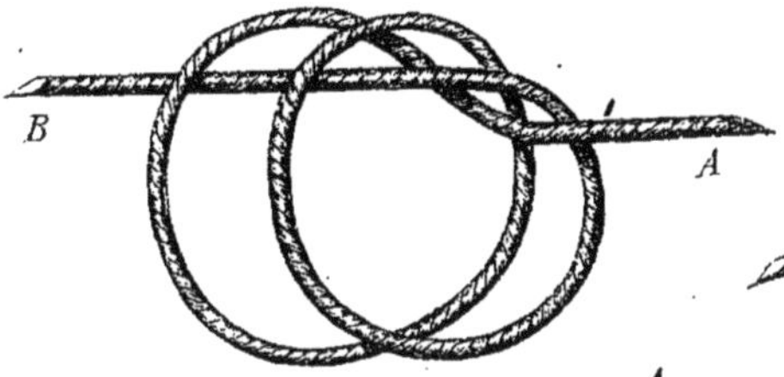

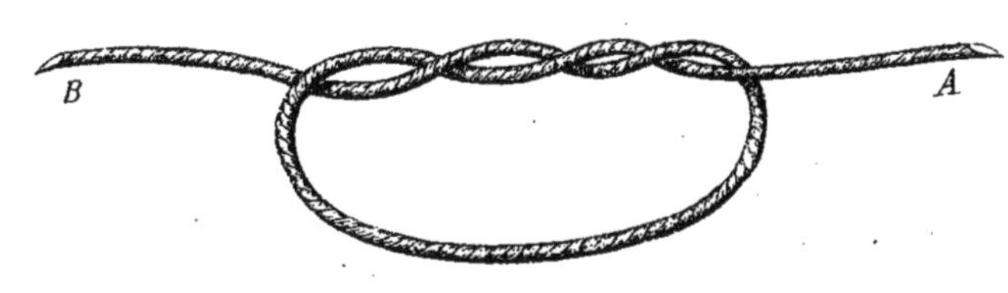

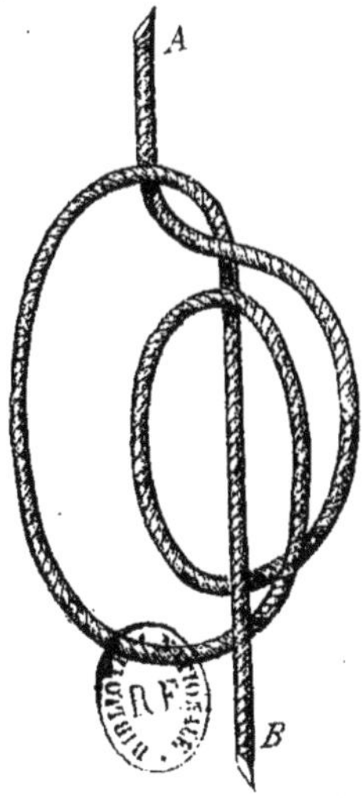

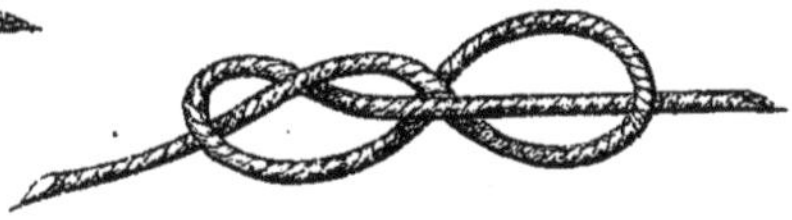

F. 4.

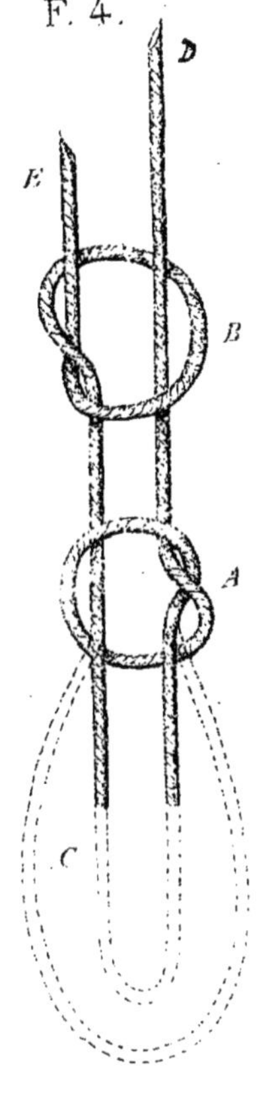

F. 5.

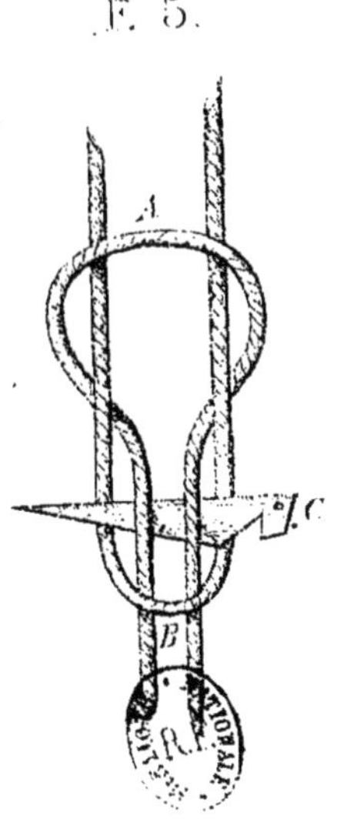

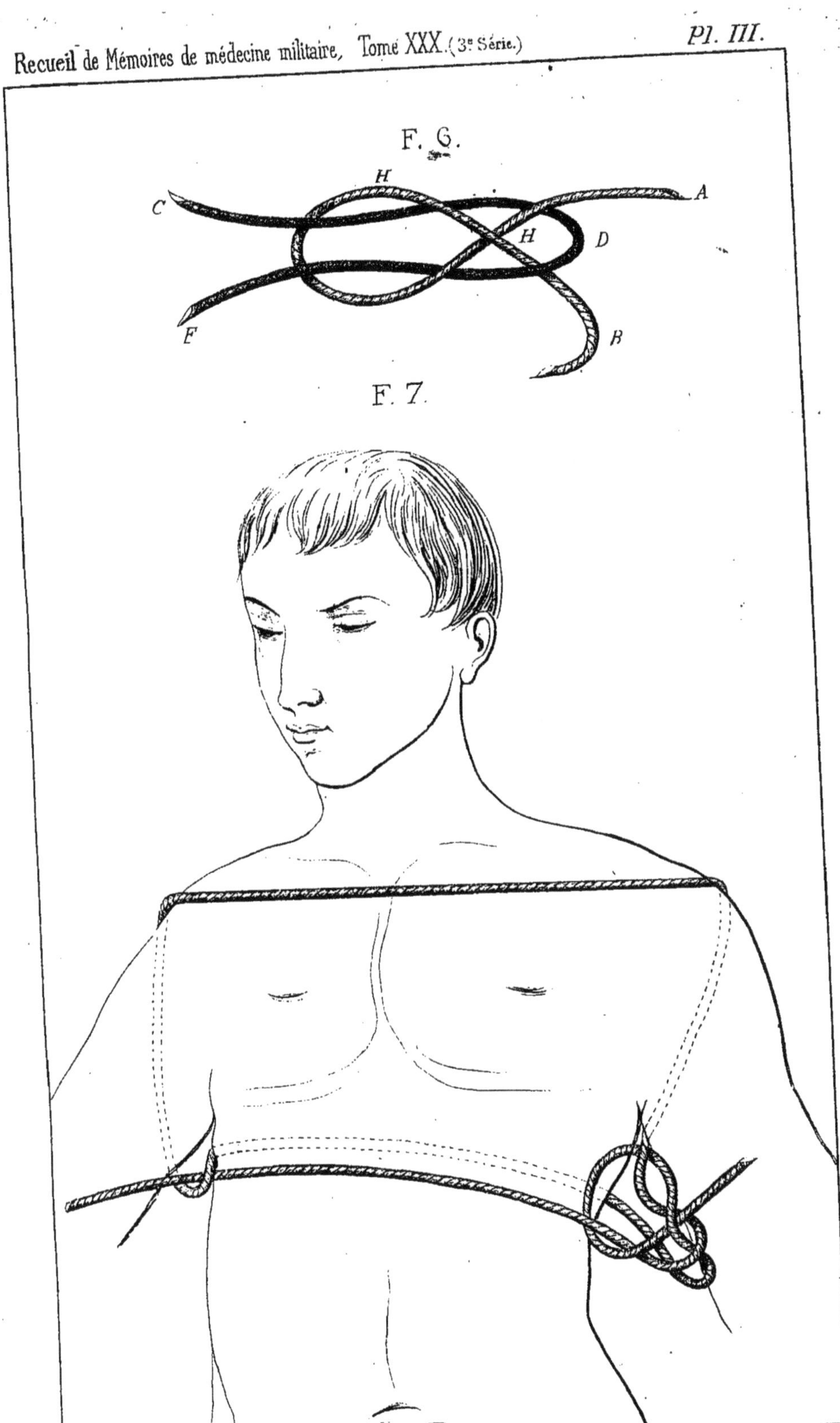
F. 6.
H
C
A
H
D
E
B
F. 7.

F. 8.

(F. 8bis)

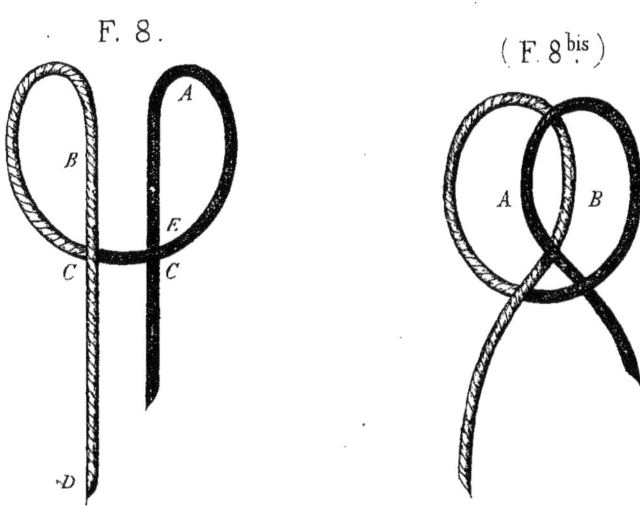

F. 9.

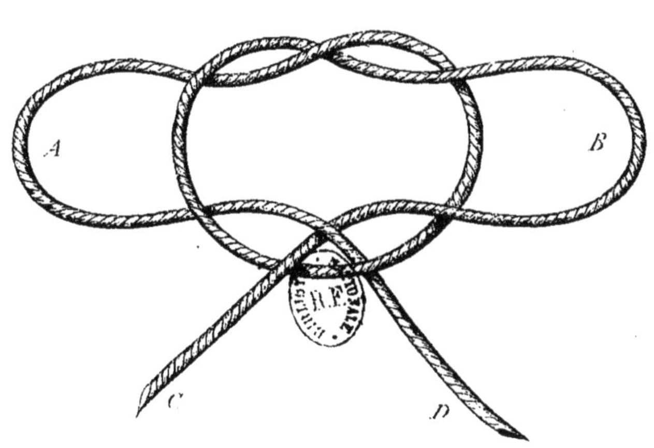

Nœud de Gendarme.

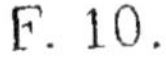

F. 10.

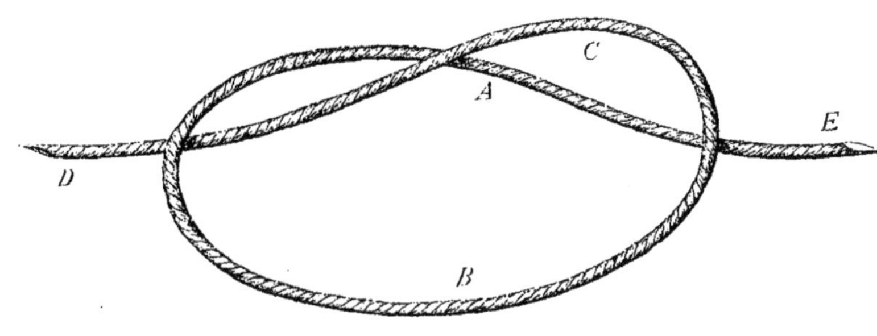

F. 11.

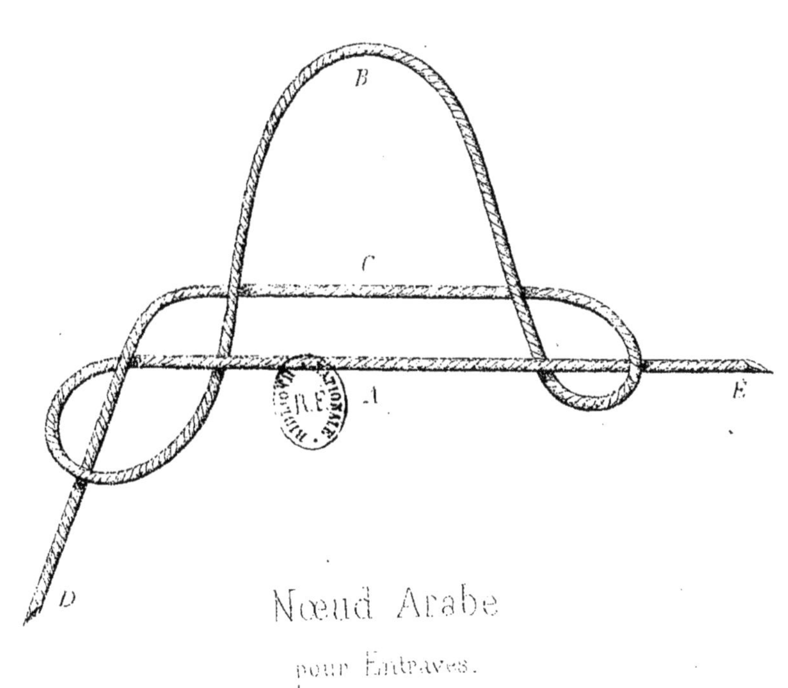

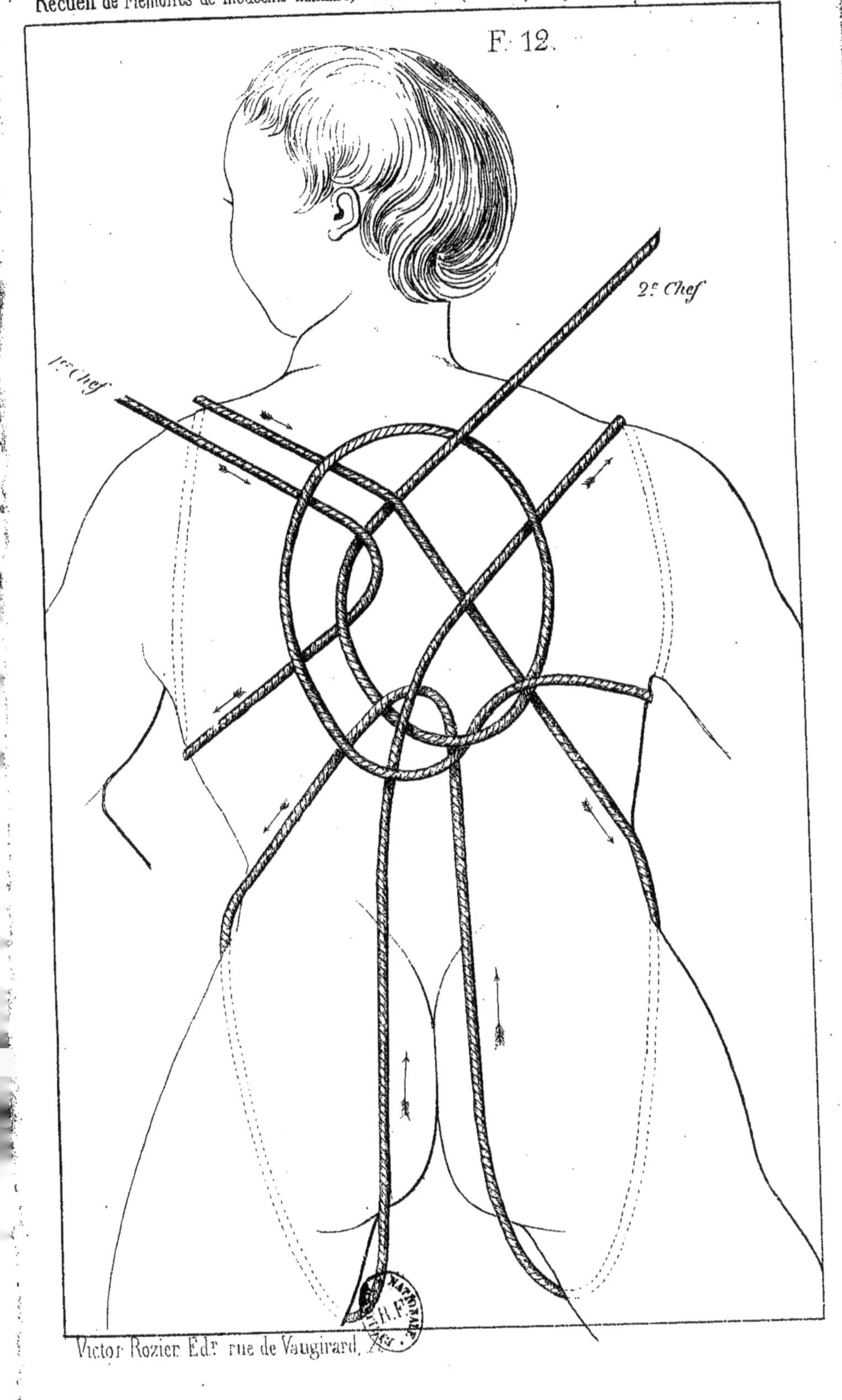
F. 12.
2e Chef
1er Chef

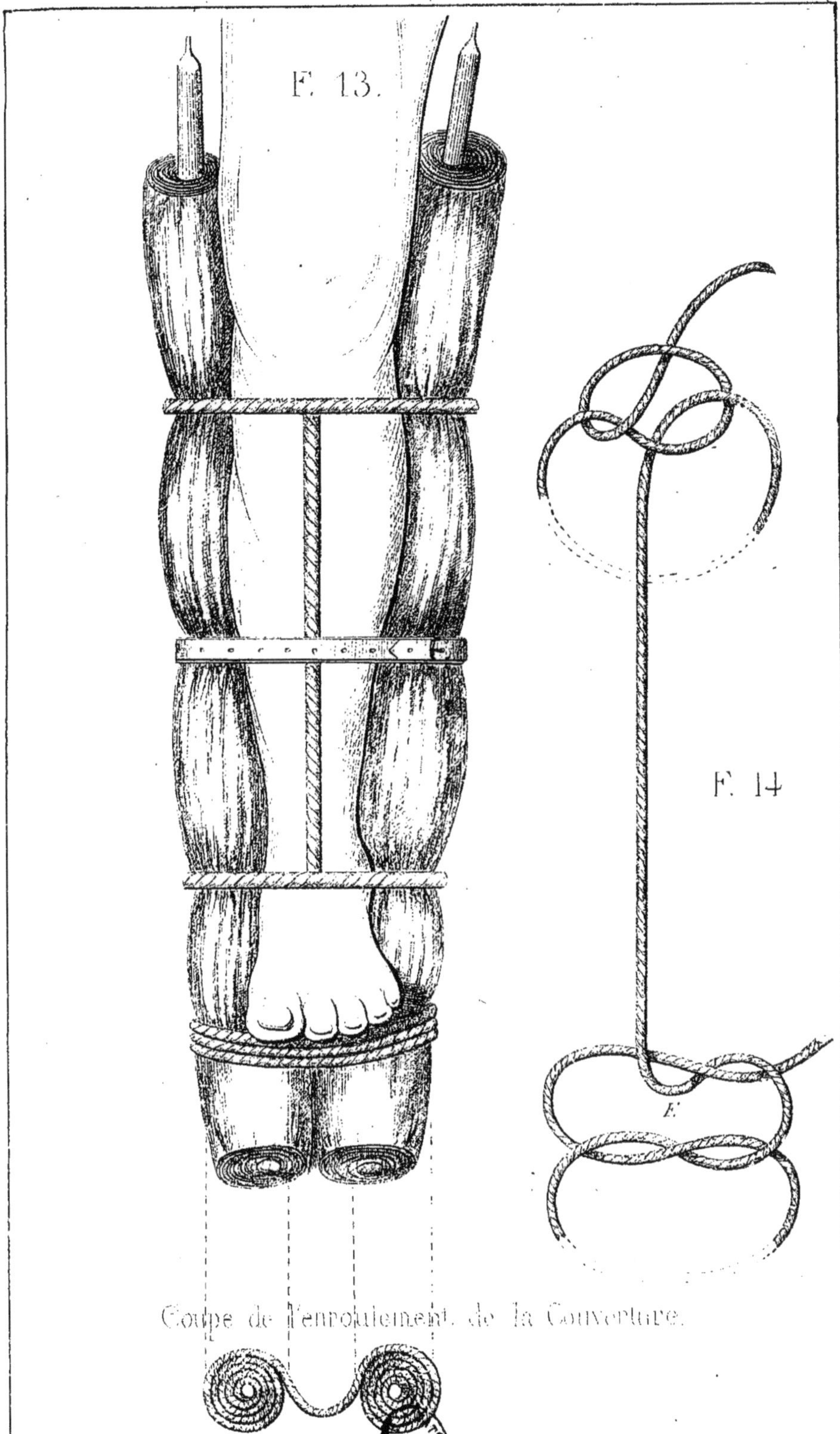
F. 13.
F. 14.
E
Coupe de l'enroulement de la Couverture.

PARIS. — IMPRIMERIE J. DUMAINE, RUE CHRISTINE, 2.

www.ingramcontent.com/pod-product-compliance
Ingram Content Group UK Ltd.
Pitfield, Milton Keynes, MK11 3LW, UK
UKHW020036080726
13614UKWH00004B/1798